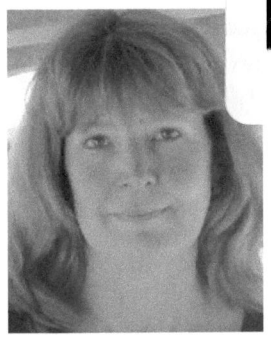

Katja Driemel

wurde am 05.05.1966 in Hagen in NRW geboren. Schon in frühester Kindheit nahm sie die Präsenz der Engel wahr. Diese Fähigkeiten der Wahrnehmung hat sie im Laufe der Zeit in eine bewusste Kommunikation mit diesen himmlischen Wesen umwandeln können. Auf ihrem Weg mit der geistigen Welt und besonders „mit den Engeln in Kommunikation zu treten", hat sie die unterschiedlichsten Seminare und Workshops besucht. Seit zirka 10 Jahren arbeitet sie mit den mystischen Lenormand-Karten. Sie spürte immer, dass da noch mehr war, bis an dem Tag als die Engel in ihr Leben traten. Von da an fühlte sie sich angekommen. Ihre Suche hatte ein Ende. Heute weiß sie, den Weg den sie gegangen war, war sehr hart und es waren bestimmt keine einfachen Jahre, aber genau das hat ihr diesen Weg gezeigt.

www.engelskarten4life.de

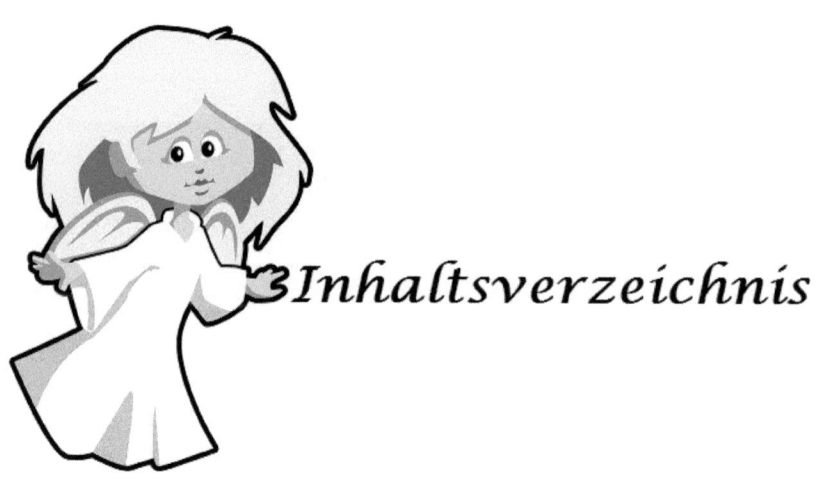

Inhaltsverzeichnis

Einleitung (Seite 6)

Botschaft meines Engels (Seite 7)

Engel im Alltag (Seite 8)

Wie alles begann (Seite 14)

Meine ersten Gedichte (Seite 23)

Mein Weg zu den Engeln (Seite 25)

Ein Haus mit Seele (Seite 42)

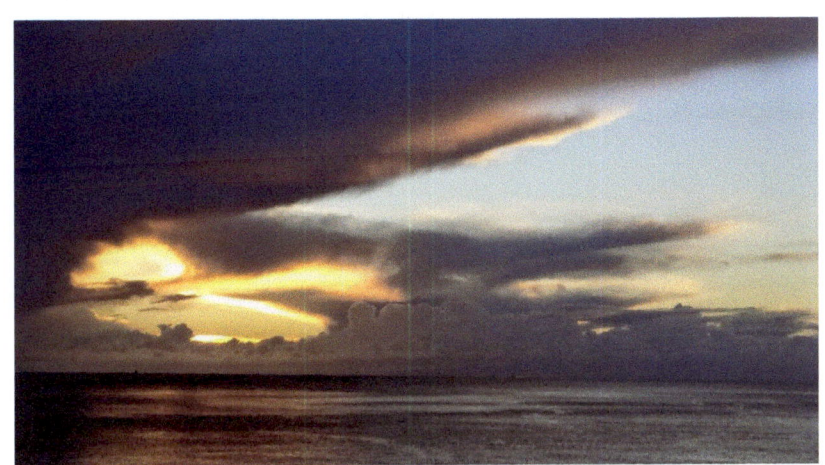

© 2016 Autor: Katja Driemel
(1. Auflage)
www.engelskarten4life.de/

© 2016 Umschlaggestaltung, Illustration, Satz:
Jutta Schütz
Webseite: www.jutta-schuetz-autorin.de/
E-Mail: info.jschuetz@googlemail.com

© 2016 Herstellung und Verlag:
BoD – Books on Demand, Norderstedt
ISBN: 9-783-739242118

Das Werk, einschließlich seiner Teile, ist urheberrechtlich geschützt. Jede Verwertung ist ohne Zustimmung des Verlages und des Autors unzulässig. Dies gilt insbesondere für die elektronische oder sonstige Vervielfältigung, Übersetzung, Verbreitung und öffentliche Zugänglichmachung.

Bibliografische Information der Deutschen Nationalbibliothek:
Die Deutsche Nationalbibliothek verzeichnet diese Publikation in der Deutschen Nationalbibliografie; detaillierte bibliografische Daten sind im Internet über http://dnb.d-nb.de abrufbar.

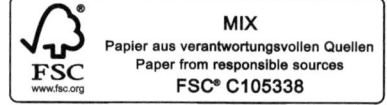

Katja Driemel

Mein Weg zu den Engeln

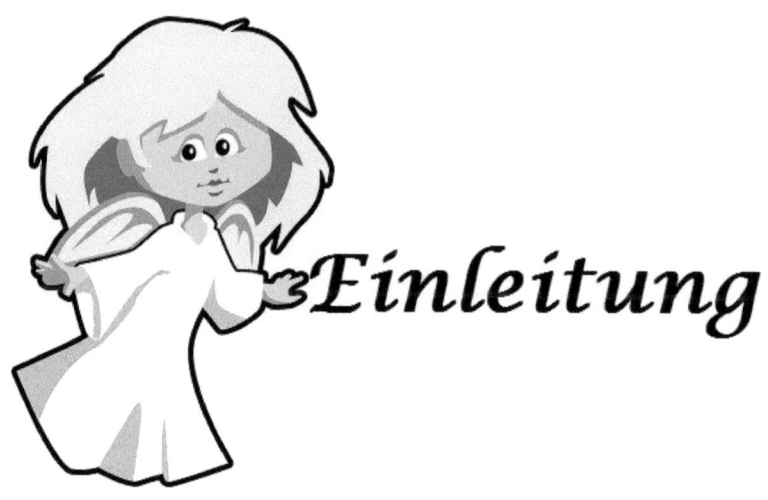

Einleitung

Es hat einige Zeit gedauert, bis ich mich dazu entschlossen habe ein Buch über Engel zu schreiben, da es ja davon schon jede Menge gibt. Aber meine Ratgeber aus der geistigen Welt haben mir so viele Zeichen geschickt um mich darin zu bestärken endlich meine ganz persönliche Geschichte aufzuschreiben, wie ich meinen Weg durch ihre Hilfe zu ihnen gefunden habe.

Heute bin ich der Meinung ich musste genau all diese Erfahrungen so machen, um vielleicht anderen Menschen damit neue Kraft und Energie zu schenken, um das sie ihre eigenen Weg finden.

Egal wie schwer oft das Leben auch ist, niemand ist allein. Die Botschaften und Inspirationen zu meinen Bildern schickten mir die Engel um das ich sie weiter geben und sich dadurch den Menschen neue Sichtweisen eröffnen und sie vielleicht dadurch ein Stück glücklicher und zufriedener werden.

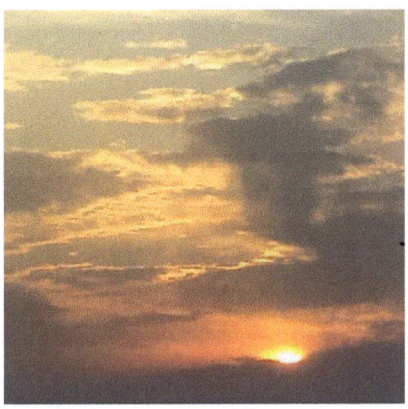

Botschaft meines Engels

Die Zeit ist etwas was nie still stehen bleibt!
Meist geht sie bei schönen Dingen so schnell, oft zu schnell vorbei.
Bei schlimmen Dingen zieht sie sich oft ins unendliche...
Es gibt viele verschiedene Arten von Zeit,
Zeit des Glückes und die des Vergebens.
Zeit zum vergessen und Zeit zum Wunden heilen.
Jeder von uns kennt alle Arten, und in manchen Momenten möchte man die Zeit einfach zurück drehen.
Sei es um einen Augenblick der wunderschön war festzuhalten, oder eine schlimme Situation zu vermeiden.
Aber leider kann man an der Uhr nicht drehen, doch man sollte hier auf Erden sehr bewusst mit seiner Zeit umgehen.
Keine Stunde, Minute oder Sekunde kommt je zurück.
Lebe im hier und jetzt, und tue die Dinge die für dich wichtig sind, sonst hast du irgendwann den Zeitpunkt verpasst, und es bleibt nur die Frage „WARUM"?
Aber egal wofür du dich auch entscheidest,
die Engel werden dich immer begleiten...

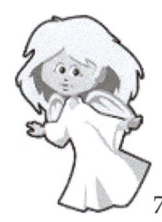

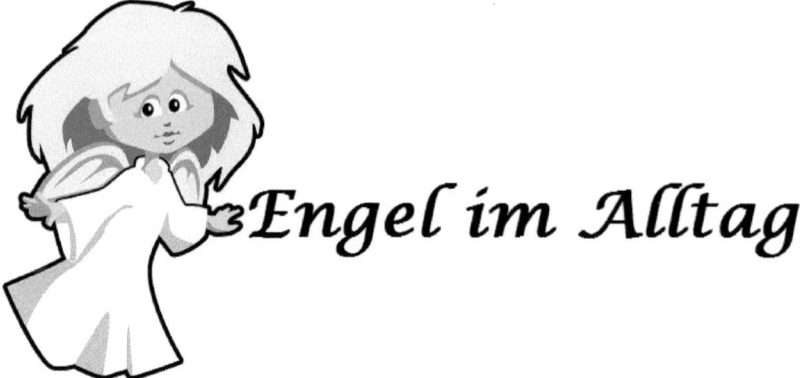

Engel im Alltag

Für mich persönlich ist die Frage, gibt es Engel oder nicht, nicht relevant, ich habe es selbst erlebt und ich weiß das es sie gibt.

Heute sind sie ein großer Bestandteil meines Lebens. Jedoch möchte ich niemanden der noch nie eine Erfahrung mit Engeln gemacht hat dazu bekehren, dass liegt mir fern, ich kann nur davon berichten was ich erlebt habe und wie ich heute mit ihnen und durch sie arbeite.

Manchmal muss erst das Schicksal eingreife, um das man sein Leben verändert und andere Sichtweisen mancher Dinge bekommt.

Man selber wird für alles sensitiver, für die Natur, Tiere, Gerüche und vor allem für Gefühle. Oft gehen gerade diese Dinge durch den Stress den wir alle haben verloren und genau darauf wollen uns die Engel aufmerksam machen.

Bis dann etwas Schicksalhaftes in unserem Leben passiert und dann sagt man! „Da hatte ich aber einen Schutzengel."

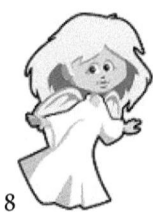

Wenn man Glück hatte bedanken wir uns noch bei unserem Engel und dann geht alles so weiter wie bisher.

Doch haben wir uns schon mal gefragt wer oder was ist ein Schutzengel? Welche Aufgaben hat er oder wann steht er uns zur Seite? Schutzengel bedeutet für mich, er ist von unserem ersten Atemzug bis zu unserem letzten an unserer Seite.

Er ist es, der uns bei unserer Geburt hier auf Erden empfängt, und er ist es auch der uns später einmal auf unserem Weg in die geistige Welt begleitet. Manche kennen den Namen ihres Engels, ich z. B: aber nicht und das ist für mich auch nicht von Bedeutung.

Ich spüre die Engel wenn sie an meiner Seite sind, durch intensives Kribbeln am Körper, durch plötzliche aufsteigende Wärme oder durch Worte oder Gedanken die ich plötzlich bekomme.

Natürlich ging das bei mir auch nicht von heute auf morgen, es fing alles ganz langsam und behutsam an. Vielleicht kennen sie das auch, wenn man traurig ist, kommt plötzlich ein ganz bestimmtes Lied im Radio, oder ihr Blick wird genau in dem Moment auf etwas Schönes gelenkt. Oder wenn sie in Not sind, eilt ihnen plötzlich eine Person zur Hilfe und sie wissen überhaupt nicht wo die auf einmal her kam.

Dann kommt wieder der Satz „Dich hat der Himmel geschickt!"

Das sind alles Zeichen von unseren Engeln man muss nur lernen sie zu verstehen.

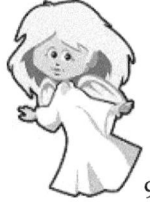

Es gibt auch andere Situationen wo Engel uns Zeichen schicken indem sie uns Federn oder Münzen auf unseren Weg legen, wo eigentlich keine sein könnten.

Jeder von uns kann mit den Engeln Kontakt aufnehmen, man muss sich nur dafür öffnen.

Man kann mit wunderschönen kleinen Übungen anfangen.

Sie setzen sich ganz ruhig und entspannt irgendwo hin, am besten an ihren Lieblingsplatz und versuchen innerlich ganz ruhig zu werden.

Dann verbinden sie sich mit den Engeln und bitten um ein kleines Zeichen, es wird nicht gleich beim ersten Mal klappen alles braucht seine Zeit, nehmen sie sich diese Zeit denn das Warten ist es wert.

In meiner schwersten Zeit damals führten mich die Engel zu den Engelskarten, ich kann bis heute noch nicht sagen, warum ich genau die genommen habe aber als ich sie zu Hause öffnete und die erste Karte las, wusste ich ganz genau, die und keine anderen waren für mich bestimmt.

Heute arbeite ich ganz intensiv mit den Engeln, ich gebe Beratungen und bekomme persönliche Botschaften übermittelt.

Durch die Karten versuche ich meinen Klienten neue Wege oder neue Denkweisen aufzuzeigen, aber man darf nie vergessen, die Engel geben Hinweise und Hilfen, aber sie werden nie für sie eine Entscheidung treffen, denn es ist ihr Weg und den können nur sie gehen.

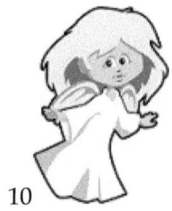

Karten sind da um Gefühle zu reflektieren. Heute brauche ich keine Karten mehr dafür, ich verstehe sie so und ich weiß das sie immer an meiner Seite sind, ob ich traurig oder glücklich bin...

Auch sie waren es, die mich unterstützt haben beim Schreiben meines ersten Buches über meinen verstorbenen Hund Ben, denn er war für mich mein ganz persönlicher Engel hier auf Erden.

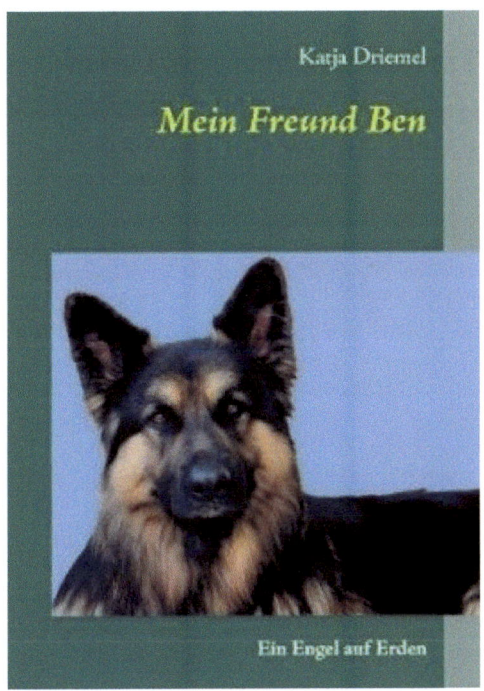

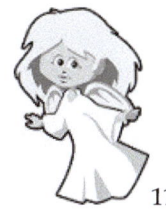

Ich sagte ja am Anfang, ich will niemanden bekehren, aber vielleicht habe ich sie doch etwas zum Nachdenken angeregt, und sie gehen demnächst mit offeneren Augen und Ohren durch die Welt und nehmen sich etwas mehr Zeit für die schönen Dinge des Lebens.

Denn egal wo sie sind oder was sie tun die Engel begleiten uns wie gute Freunde jeden Tag aufs Neue. Sie stehen uns zur Seite damit wir unseren Alltag besser und unbeschadet verrichten können, und das wir in schwierigen Situationen nicht verzweifeln...

Man muss nur genau hin hören um sie zu verstehen!

Ich wünsche euch allen

viel Glück und viel Segen

auf all euren Wegen!

Mögen euch die Engel begleiten

in guten wie in schlechten Zeiten.

Sie mögen euch immer sicher leiten

gerade in schmerzvollen Zeiten...

Darum seit euch ganz gewiss,

die Engel sind immer an eurer Seite

gerade in den stürmischsten Zeiten...

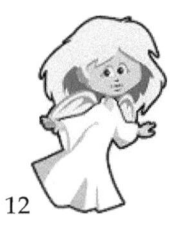

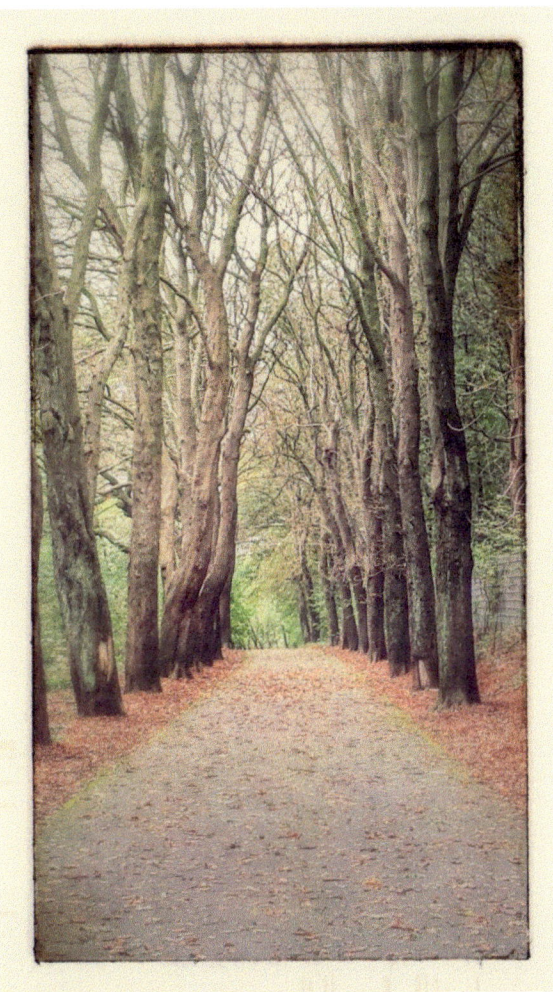
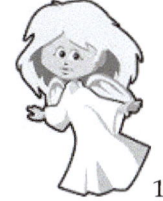

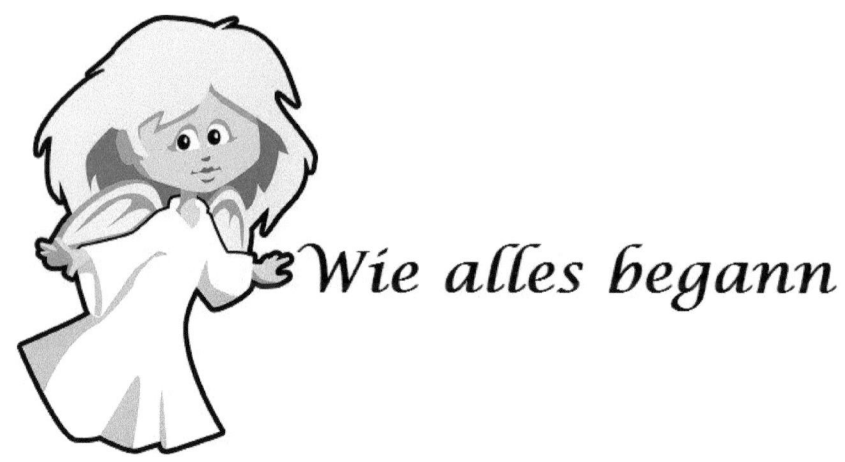

Wie alles begann

In diesem Buch möchte ich davon berichten, wie bei mir alles begann.

Es ging natürlich nicht von heute auf morgen, und es gab auch nicht immer nur Fortschritte nein, sondern auch Zeiten wo der Kontakt unterbrochen war, genauso gab es auch Zeiten des Zweifelns.

Aber heute glaube ich, dass alles genauso sein sollte.

Jeden schönen, wie auch schlechten Moment musste ich genauso erleben und durchleben.

Wenn ich so zurück denke, hatte ich schon immer einem Draht nach oben obwohl ich mir nie dessen bewusst war. Klar, jeder kennt das, als Kind hat man Freunde die man nur selber sehen und spüren kann.

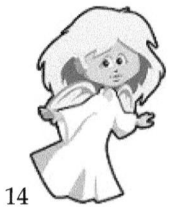

Von den meisten Eltern wird das oft dann nur belächelt. Doch bei mir war es etwas anders, meine Eltern waren nie große Kirchengänger, aber trotzdem glaubten sie an den lieben Gott und vor allem an die Engel.

Ich wurde am 05.05.1966 in einem kleinen Ort bei Hagen in NRW geboren.

Bei meiner Geburt wurde ein inoperabler Herzfehler festgestellt, ich kam sofort für einige Wochen nach Düsseldorf in die Uniklinik, aber auch dort konnte nichts für mich getan werden und so schickte man mich mit den Worten man könne nur abwarten und beten nach Hause.

Das haben wir dann auch immer getan und nur positiv gedacht und so zogen die Jahre ins Land.

Meine Kindheit war wunderschön und ich habe alles das mitgemacht was für mich gesundheitlich möglich war. Aber ich war schon immer ein Mensch der gerne alleine mit meinen Tieren war.

Ich liebte meine Tiere immer über alles, sie ließen mich vergessen wie weit ich eingeschränkt war.

Wir hatten zu Hause einen kleinen Zoo Hunde, Hasen, Meerschweinchen usw.! Ich fuhr sie im Puppenwagen spazieren und ich erzählte ihnen alles.

Mit ca. 8 Jahren bekam ich dann eine schwere Lungenentzündung die nicht rechtzeitig erkannt wurde, mein Zustand verschlechterte sich dramatisch.

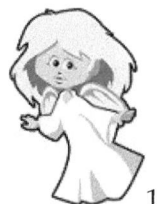

Es ist komisch aber an das letzte was ich mich erinnern konnte war, als ich im Krankenhaus wieder wach wurde, dass ich mich selber im Sarg habe liegen sehen und ganz viele Menschen gingen hinter dem Sarg her, doch ich konnte keine Gesichter erkennen.

Dieses Erlebnis hat mir sehr viel Angst gemacht.

Ich erzählte es nur meiner Mama, aber sie beruhigte mich damit dass es nur ein Traum gewesen wäre. Doch heute weiß ich dass es mein erster Klartraum gewesen ist.

Als ich dann nach sechs Wochen die Klinik verlassen durfte, saß zu Hause ein kleiner Hundewelpe der auf mich wartete. Es war ein Dackel und ich nannte ihn Biene und wieder war es ein Tier der mir neue Kraft und Energie schenkte.

Heute weiß ich das ich damals schon immer von den Engeln beschützt und begleitet wurde, und selbst in all den Jahren in denen ich mich mal in Gefahr befand, hatte ich nie Angst, ich fühlte mich immer sicher und beschützt.

Meine Jugend verlief ziemlich genau wie fast bei jedem Menschen.

Ich probierte mich aus und versuchte so viel wie möglich zu erleben. Auch meine Berufswahl war kein Thema, ich wollte immer etwas mit Menschen machen. Also lernte ich Altenpflegerin, doch das konnte ich wegen den körperlichen Anstrengungen nicht lange ausüben.

Bis Januar 2002 arbeitete ich dann in einem Arzneigroßhandel, doch dann änderte sich plötzlich von heute auf morgen sich mein ganzes Leben.

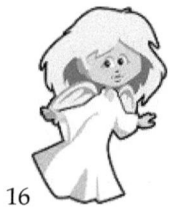

Am Ende des Jahres machte plötzlich mein Herz schlapp und ich kam nach Bad Oeynhausen, nach vielen Untersuchungen sagten sie mir dann klipp und klar, dass wenn ich noch etwas leben möchte, wäre es besser mein Leben sofort zu ändern.

Ich dürfe mich nicht mehr anstrengen, alles nur noch ruhig angehen lassen und ab sofort nicht mehr arbeiten, das Beste wäre 24 Stunden nur am Sauerstoffgerät zu verbringen. Das war ein Schlag, der Boden sackte mir unter den Füssen weg, doch Dank meines Partners schafften wir diese Zeit gemeinsam zu meistern.

Meine Familie gab mir die größte Unterstützung die man sich denken konnte.

Doch was sehr seltsam war, kurz bevor das alles geschah, bekam ich einen kleinen Hund von meinem Partner geschenkt.

Einen kleinen Schäferhund Namens Ben.

Da ich dem kleinen Mann dann die Welt zeigte und mit ihm viel unternahm, fiel ich auch in kein tiefes Loch.

Ich weiß, er ist mir wieder geschickt worden. Dann begann auch eigentlich die Zeit wovon ich immer geträumt hatte, ich bekam eine Anfrage aus dem Bekanntenkreis, ob ich Zeit und Lust hätte mich etwas um eine ältere Dame zu kümmern.

Ich stimmte sofort zu, da merkte ich erst einmal wie viel Freude mir das machte. Das, war das was ich immer wollte.

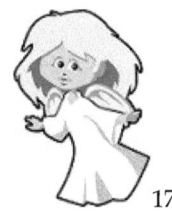

In dieser Zeit habe ich mir auch viele Bücher über Tarotkarten und anderen spirituellen Themen gekauft, ich wollte immer mehr wissen und lernen, was ich dann auch tat.

Ich habe in alles einfach mal rein geschnuppert und dabei wurde mir klar, was ich nicht wollte.

Nebenbei bin ich immer auf Menschen gestoßen, die mich inspiriert haben.

Heute weiß ich, dass es vorbestimmt war diese Menschen zu treffen.

Diese ganze Zeit des Umbruches wurde von immer wieder kehrenden Träumen begleitet. Ich träumte Dinge die dann genauso geschahen, z B.: von Personen die mir bekannt waren, und die ich in der Nacht auf einer Straße traf. Sie ließen mich dann wissen dass es ihnen gut gehe, und dann wurde ich wach.

Einige Tage später erfuhr ich dass genau diese Person verstorben war.

Diese Zeit machte mir sehr viel Angst weil ich nicht wusste, was mit mir geschah, aber ich traf dann immer wieder Menschen die mir halfen und mich auf meinem Weg unterstützten.

Aber egal was ich auch ausprobierte, immer blieb dieses Gefühl nicht angekommen zu sein. Mein Inneres sagte mir, dass ist noch nicht alles, du hast dein Ziel noch nicht erreicht.

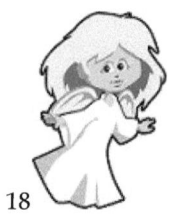

Im Jahre 2009 sollte es dann aber so weit sein.

Ich kann mich noch genau an diese Zeit erinnern wo für mich die Welt zusammen brach. Alles begann wieder mit diesen Träumen, ich träumte wir seien bei Bekannten von uns, und plötzlich begann sich alles zu drehen und es wurde immer schneller und schneller, es war als wären wir im Auge eines Hurricane.

Als ich dann endlich aufwachte war ich nass geschwitzt und total verwirrt.

Ich konnte mir das nicht erklären, bis ich dann eines Tages erfuhr dass meine Mama unheilbar krank war. Sie kam wegen Verdacht auf Schlaganfall ins Krankenhaus, doch dort stellten sie fest dass sie Krebs hatte und ihr nur noch wenig Zeit bleiben würde.

Ich versuchte ihr die verbleibende Zeit noch so angenehm wie möglich zu machen, doch nebenbei hatte ich noch meine Oma die 99 Jahre war und die nicht verstehen konnte und wollte was mit ihrer Tochter gerade geschah.

Mit meiner ganzen Kraft habe ich versucht die Beiden zu unterstützen, ich selber konnte gar nichts mehr fühlen, ich funktionierte nur noch, vielleicht war das auch besser so.

Dann einige Tage vor dem Geburtstag meines Mannes wusste ich das Sterbedatum meiner Mama, ich konnte nicht erklären warum oder woher es kam, ich wusste es einfach, doch was ich nicht ahnte war das es noch viel schlimmer kam.

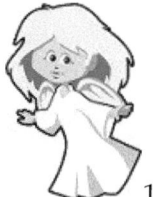

Am 25.11.2009, den Geburtstag meines Partners rief ich morgens in der Klink an um mich nach meiner Mama zu erkundigen, und zu sagen das ich heute etwas später kommen würde.

Dann machte ich uns ein wunderschönes Frühstück und danach wollte ich los, doch soweit kam es nicht, ca. eine Stunde später kam der Anruf aus der Klinik und es wurde mir mitgeteilt das meine Mama nach dem Frühstück ganz ruhig eingeschlafen wäre.

Es war genau das Datum was ich vorher schon wusste. Obwohl ich am Boden zerstört war, musste ich alles für die Beerdigung organisieren und mich weiter um meine Oma kümmern.

Am Montag den, 30.09.2009 sollte dann morgens die Beerdigung stattfinden. Sonntags besuchte ich noch einmal meine Oma, bis dahin hatte ich es noch nicht geschafft ihr zu erzählen was geschehen war, aber ich glaube sie hat es gespürt, denn sie war plötzlich total ruhig geworden und fragte auch nicht mehr nach Mama.

Am nächsten Tag gegen Mittag, als die Beisetzung vorüber war, und die ganze Familie beim Kaffee saß bekam ich einen Anruf von meiner Schwiegermutter, sie hatte mich die ganze Zeit so unterstützt und sich um Oma gekümmert, ohne sie hätte ich das nie geschafft.

Sie sagte zu mir, Katja es tut mir leid aber deine Oma ist ebenfalls verstorben. Sie hat sich abends hingelegt und ist ganz ruhig eingeschlafen und ist nicht mehr wach geworden.

Sie hätten mir es nicht früher sagen können, aus Angst um mich.

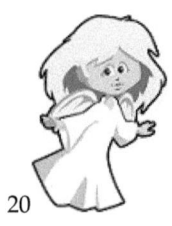

Ich war wie in Trance, ich hörte zwar die Worte aber verstand sie nicht. Ich weiß nur dass ich es dann den Anderen gesagt habe und dass ich dann mit der Familie zu dem Altenheim gefahren bin wo sie in Kurzzeitpflege war.

Auch das hatte meine Schwiegermutter organisiert weil sie dort gearbeitet hat

Als ich das Zimmer betrat, lag sie ganz ruhig und entspannt in ihrem Bett, als ob sie am Schlafen wäre.

Ich weiß nicht wie lange ich dort gesessen habe, ich konnte nicht weinen und ich konnte nichts sagen, ich saß einfach nur da.

Irgendwann brachte mich dann Michael nach Hause, und wieder musste ich eine Beerdigung organisiere.

In dieser Nacht träumte ich dann, dass ich an einem Strand lag und ich sah eine riesige Welle auf mich zukommen. Sie ging genau über mich hinweg und ich stand auf als ob nichts gewesen wäre. Es sollte mir symbolisieren, dass nun das schlimmste hinter mir liegt, und nun eine Zeit des Trauerns und Verarbeitens auf mich zukam.

Damals konnte ich ja nicht ahnen, dass es schon eine Art Vorbereitung für mich war, um den Weg zu den Engeln zu finden.

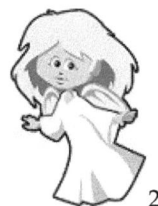

Als einige Tage vergangen waren, verspürte ich plötzlich das Gefühl ich müsse schreiben. Es war wie ein innerer Drang, ob eine Stimme sagte, schreibe deinen ganzen Schmerz und deine Gefühle heraus. Befreie deine Seele von Kummer und Schmerz.

Ich muss dazu sagen, ich habe vorher noch nie geschrieben und ich konnte es auch nicht, aber ich habe einfach meinem Gefühl vertraut und habe mich hingesetzt und geschrieben.

Dies war der Anfang von einigen Dingen die dann noch folgen sollten.

Es sind keine Gedichte und keine Reime, aber es waren die Worte die aus meinem tiefsten Herzen kamen.

Ich konnte mich durch das Schreiben ausdrücken, ohne Angst zu haben vor dem was die Menschen über mich dachten.

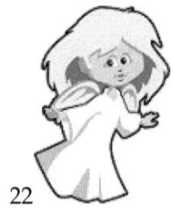

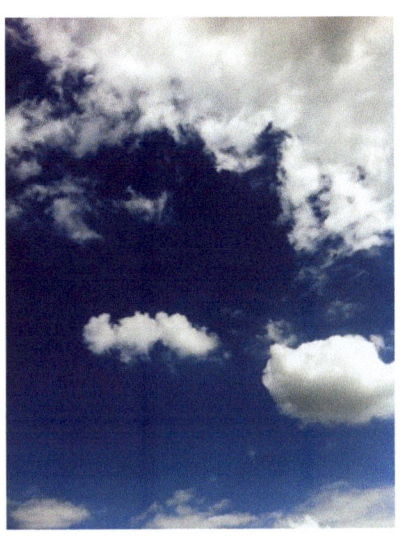

Meine ersten Gedichte

Einen Engel habe ich heute gesehen,
doch ich konnte ihn nicht verstehen.
Er wollte mir etwas sagen,
doch ich hatte zu viele Fragen.
Er reichte mir behutsam seine Hand,
und ich verstand.
Wir brauche keine Worte,
uns verbindet ein unsichtbares Band...

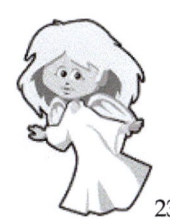

Eine traurige Seele, ist wie ein Tag ohne Licht.
Du bist im Herzen so traurig,
deshalb siehst du die Sonne nicht.
Öffne die Augen,
öffne dein Herz
und du wirst sehen,
wie die Sonne für dich lacht...

Auf weißen Flügeln getragen,
für immer geborgen.
Dort kennt man keinen Kummer,
dort kennt man keine Sorgen...

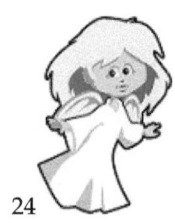

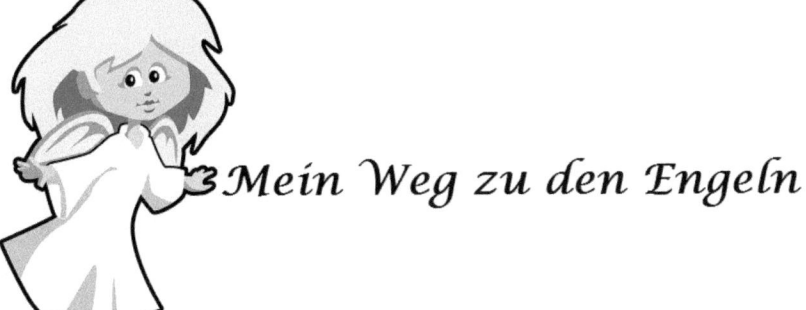

3 Mein Weg zu den Engeln

Wie ich schon in den vorherigen Kapiteln erwähnte, dass ich immer an spirituellen Dingen interessiert war und mir auch immer Bücher dazu gekauft habe, so war auch meine Mama für solche Dinge offen.

Mit ihr konnte ich stundenlang über so etwas reden, und wir gingen immer gerne auf Friedhöfe spazieren.

Eigentlich war es auch meine Mama die mich zu diesen Dingen gebracht hat, sie war immer für alles aufgeschlossen und sie hätte nie gesagt, lass mich damit in Ruhe.

Oft erzählte sie mir von Dingen die sie erlebt hatte wenn ein lieber Mensch in die geistige Welt hinüber gegangen ist. Dass es bei ihr an der Tür schellte und keiner war da, dass der Fernseher ohne ersichtlichen Grund an und aus ging u.v.m.!

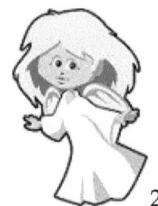

Wir fanden das immer total spannend. Wir hatten keine Angst über den Tod zu sprechen, vielleicht weil er immer so präsent für uns war, ich wollte immer wissen was kommt danach?

Nachdem ich dann in Rente war und noch mehr Zeit hatte, wollte ich auch das Handwerk des Kartenlegens richtig erlernen, also suchte ich jemanden der mir dabei helfen konnte, und was soll ich sagen, plötzlich war eine Anzeige in der Zeitung das in unserem Nachbarort eine Dame Seminare für Karten, mediale Abende u.v.m. anbot.

Natürlich rief ich dort sofort an, und schon am Telefon passte die Chemie, also fing ich an bei ihr Unterricht zu nehmen.

Bei ihr kam ich auch mit den anderen Dingen wie Medialität und Meditation in Berührung.

Ich kann mich noch an die ersten Treffen genau erinnern, ich habe immer gedacht mein Gott das lernst du nie, wenn die Anderen erzählten was sie alles in Meditationen bekamen oder was sie in den Karten sahen, es war alles so spannend aber auch einschüchternd zu gleich.

Ich habe immer gedacht das schaffst du nie. Doch mit der Zeit lernte ich immer mehr, und wenn ich mal Zeiten hatte wo ich dachte das bringt doch alles nichts, du hörst jetzt auf, passierte immer irgend etwas das ich wieder weiter machte.

So als ob ich von oben geschubst würde, geh weiter, du bist richtig, dass ist dein Weg.

Damals waren wir eine super tolle Gruppe von einigen Leuten, jeder machte etwas anderes, aber wir ergänzten uns.

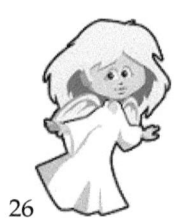

Heute weiß ich dass es so sein sollte dass wir uns alle kennen lernten. Es waren tolle Jahre die wir dort jeden Donnerstag und Freitag verbracht haben, sodass wir auch privat uns anfreundeten.

Doch irgendwann kam die Zeit, dass es uns nicht mehr ausreichte, wir wollten weiter kommen, mehr lernen, also gründete ich meinen eigenen Kartenabend zu Hause in meiner Küche.

Wir waren immer 3-4 Leute, und wir haben immer geübt und geübt. Jeder machte etwas anderes, eine Dame legte Raider Wait Karten, eine andere die Kipperkarten und eine war für die Medialität zuständig.

Brigitte ist heute eine sehr gute Freundin von mir. Sie ist für mich meine Vertraute, sie stand mir in den schweren Zeiten immer zur Seite, und sie war es auch die mich so vieles über die Medialität gelehrt hat.

Ich besuchte einige Seminare und informierte mich immer wo etwas los war, so lernte man natürlich immer mehr Menschen kennen, mit denen man sich austauschen konnte.

Es kam mir vor das sich immer mehr Türen öffneten, ganz langsam eine nach der anderen.

Damals ergab mir das alles nicht so richtig einen Sinn, doch als dann meine Mama verstarb, sollte alles noch viel intensiver werden. Als sie noch lebte hatte sie früher immer schon zu mir gesagt, wenn ich einmal nicht mehr bin, dann melde ich mich von oben und erzähle dir wie es dort ist.

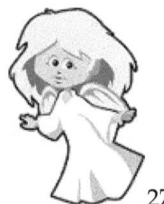

Dann haben wir immer gelacht, jedoch in der Nacht vor ihrer Beerdigung konnte ich nicht schlafen und ging ins Wohnzimmer, ich sah mir etwas im Fernsehen an um mich abzulenken, doch irgendwann muss ich wohl doch eingeschlafen sein.

Plötzlich stand meine Mama vor mir, gut gelaunt und sie sah richtig fröhlich und gesund aus. Sie hatte einen fliederfarbenen Pullover mit passender Hose an, genau diese Sachen hat sie früher immer getragen.

Doch da sie durch ihre Krankheit so viel Gewicht verloren hatte, konnte sie die Sachen nicht mehr tragen. Sie stand also vor mir mit einem wunderschönen lächeln und sagte: „mein Gott Kind, jetzt reg dich nicht auf, mir geht es super". Genau diese Worte sagte sie und dann wurde ich wach.

Ich wusste sofort dass ich das nicht geträumt hatte, nein sie war wirklich bei mir.

Plötzlich kamen natürlich wieder diese Zweifel, also bat ich sie nochmals um ein Zeichen, doch was dann kam damit hätte ich nie gerechnet.

Am nächsten Tag war dann morgens die Beerdigung, es war der schwerste Gang den ich jemals gemacht habe, ich kann mich auch nicht mehr an viel erinnern, doch als dann die Leute kamen um mir ihr Beileid auszusprechen stand auf einmal eine Freundin vor mir die ich mehr als 20 Jahre nicht mehr gesehen habe.

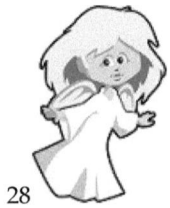

Wir waren damals beste Freundinnen und aus irgendwelchen dummen Gründen ging es in die Brüche. Es hat mir immer so weh getan das es so gekommen war, aber es traute sich keiner von uns den ersten Schritt zu machen.

Aber nun stand sie vor mir, nahm mich in den Arm als ob nichts gewesen wäre. Ich konnte es nicht glauben, was da gerade geschah, dass konnte nur das Zeichen sein um das ich gebeten hatte. Denn meine Mama wusste wie weh es mir getan hatte.

Also war das alles kein Traum, jedes Ende ist ein Neubeginn.

Doch der nächste Schock folgte sofort, mittags bekam ich ja dann noch den Anruf dass meine Oma auch verstorben war.

Ich konnte nichts mehr fühlen, ich war innerlich tot, als wir dann endlich wieder zu Hause waren, musste ich einfach nur raus , alleine sein, ich wollte nichts mehr hören oder sehen, einfach nur weg.

Also nahm ich mir meinen Hund und ging in den Wald, ich weiß nicht wie lange ich dort war.

Doch als ich wieder kam hatte ich das Gefühl ich müsse wieder schreiben. Ich nahm mir Papier und einen Stift und ließ es einfach laufen.

Es wurde ein Gedicht auf meine Mama...

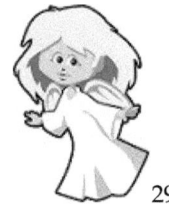

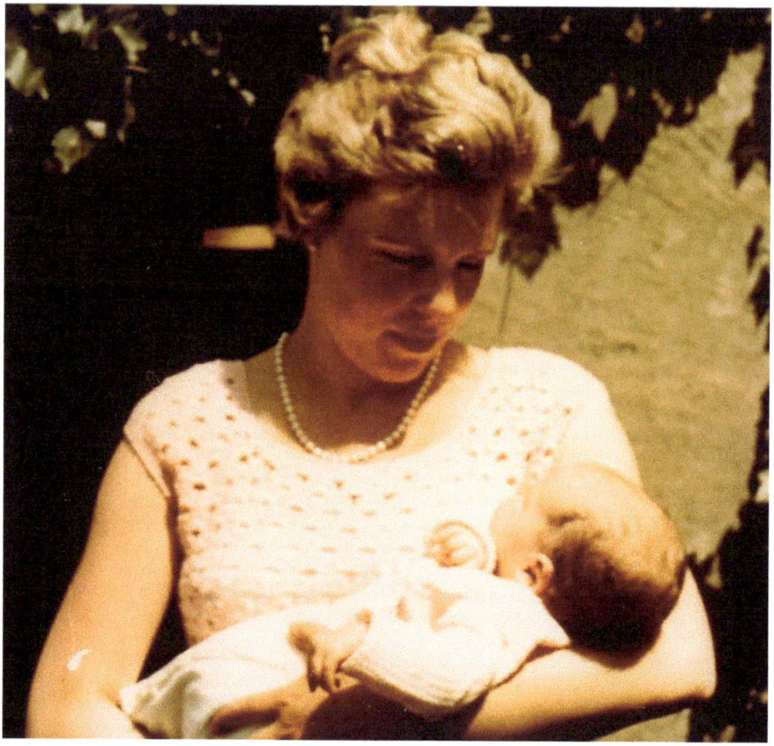

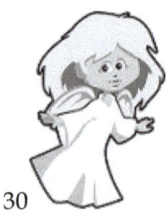

Meine Mama

Was waren das für schöne Zeiten, als ich noch lag in deinen Armen.

Du hast mich behütet und beschützt, für mich gab es nur dich...

Du tröstest mich so manche Stunde und warst immer an meiner Seite,

in guten wie in schlechten Zeiten. Als Kind war die Welt noch in Ordnung, man kannte keinen Kummer und keine Sorgen.

Man wurde in seiner kleinen Welt von allen Seiten behütet und beschützt.

Doch eines Tages war man groß und ging seinen Weg alleine,

doch du bliebst immer an meiner Seite,

und wenn ich stolperte oder fiel, dann warst du da und halfst mir

ohne Wenn und Aber wieder auf die Beine.

Doch eines Tages trennten sich unsere Wege und ich war nun alleine.

Diesmal habe ich versucht dich zu behüten und zu beschützen,

doch leider gelang es mir nicht.

Ich konnte dich nur den Engeln übergeben,

die nun an meiner Stelle an deiner Seite stehen.

Aber eines weiß ich ganz genau - Du bist heute immer noch bei mir,

und fängst mich immer noch auf wie in meinen Kindertagen...

Eines Tages sehen wir uns wieder und schließen uns in die Arme.

Denn uns verbindet ein ganz besonderes Band,

und dieses Band wird Liebe genannt!

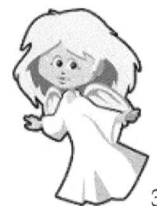

Nach einigen Tagen hatte ich mich zwar ein wenig erholt, aber ich hatte immer noch dieses Gefühl dieser innerlichen Leere. Ich konnte und wollte nichts fühlen, denn dann kam dieser wahnsinniger Schmerz wieder und all die Fragen, wieso weshalb und warum?

Hätte ich noch mehr tun können und wenn dann was?

Ich wusste dass ich nicht noch mehr hätte machen können, aber diese Zweifel waren einfach da. Besonders nachts kamen immer wieder diese Bilder hoch, die mich dann nicht schlafen ließen.

Bis ich dann zum Arzt ging und mir etwas zur Beruhigung geben ließ, es war nichts für die Dauer aber es half mir erst einmal.

Um mich dann auf andere Gedanken zu bringen, überredete Michael mein Partner mich dazu mit ihm in die Stadt zu fahren um etwas zu bummeln und Kaffee zu trinken. Damit ich mal etwas anderes sehe, es war ja auch kurz vor Weihnachten. Also tat ich ihm den Gefallen und fuhr mit.

Wir fuhren nach Dortmund auf den Weihnachtsmarkt, er sah so schön aus mit all den Lichtern, doch ich nahm alles wie in Trance war. Michael war so lieb zu mir, schau mal hier und möchtest du das, er versuchte alles um mich abzulenken.

Auf einmal standen wir vor einem Buchhandel, sonst bin ich an keinem vorbei gegangen, aber auch das war mir egal. Doch dann meinte Micha komm da gehen wir jetzt rein und du suchst dir etwas Schönes aus.

Wir fuhren in die Esoterikabteilung und ich schaute mich ein wenig um, plötzlich stand ich vor dem Regal mit Engelskarten und Büchern.

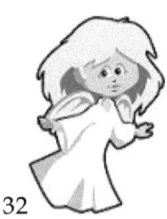

Ich muss dazu sagen, ich hatte vorher noch nichts von Engeln mir gekauft, weder Bücher noch Karten. In einem Regal stand nur noch ein Kartendeck es hieß „Engel begleiten deinen Weg!"

Es war von Doreen Virtue. Also nahm ich es einfach mit damit er mich endlich in Ruhe ließ. Ich packte sie in meine Tasche und gut war, ich habe sie gar nicht weiter beachtet.

Irgendwann fuhren wir dann wieder nach Hause und ich war froh dass ich meine Ruhe hatte.

Später am Abend saß ich alleine im Wohnzimmer und holte doch die Karten mal aus der Tasche. Ich machte sie auf und wollte sie mir anschauen, doch sie klebten noch zusammen.

Also versuchte ich sie auseinander zu bekommen und dabei fiel mir eine Karte runter genau vor meine Füße, ich hob sie auf und drehte sie rum und was ich dann gelesen hatte, haute mich um.

Es war der Engel Sonja und seine Botschaft lautete, ich bringe dir eine Botschaft von einem dir lieben Verstorbenen:

Ich bin glücklich und im Frieden und liebe dich sehr.

Bitte sorge dich nicht um mich. Ich fing fürchterlich an zu weinen und lass immer wieder diese Worte.

Wie konnte das sein, dass ich genau diese Karte bekam. Es war kein Zufall, genauso sollte es sein, genau diese Worte sollte ich lesen.

Sie sollten mich trösten und meine Zweifel beseitigen.

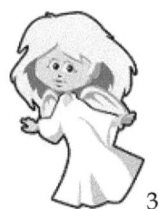

Am nächsten Morgen versuchte ich es noch einmal, ich mischte die Karten und zog eine, und ich dachte ich träume als ich wieder diese Karte bekam.

An drei Tagen in Folge zog ich jedes Mal diese Karte, das war kein Zufall mehr. Ich fing an mich mehr mit diesen Karten zu beschäftigen, ich stellte Fragen und sie gaben mir die passende Antwort dazu.

Aber anders als mit den Lenormandkarten.

Die Engelskarten sprachen wie Freunde zu mir, sie sprachen mir aus der Seele.

Jedes Wort was dort stand war als ob sie mich schon immer gekannt hätten, auf einmal bekamen manche Dinge einen ganz anderen Sinn, es war als ob ich mich nun zum ersten Mal richtig kennen lerne.

Die ganzen Zeichen, die Sensitivität alles was ich im Laufe der Zeit bekommen hatte, bekam nun einen Sinn.

Die Engel waren immer an meiner Seite ich habe sie nur nie wahrgenommen.

Sie traten in mein Leben um mir den Verlust zu erleichtern, sie bauten eine Brücke zwischen der geistigen und unserer Welt, damit ich immer in Kontakt mit meinen Lieben bleiben konnte. Denn es ist nicht so das wir den Kontakt mit ihnen machen, sondern sie kommen auf uns zu wenn sie mit uns arbeiten möchten.

Die Engel können nicht jeden Menschen auf die gleiche Weise erreichen, der eine kann sie hören ein anderer sieht sie.

Aber wenn man sich für die Engel öffnet, werden sie immer einen Weg finden uns Menschen zu erreichen.

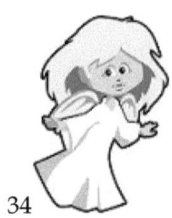

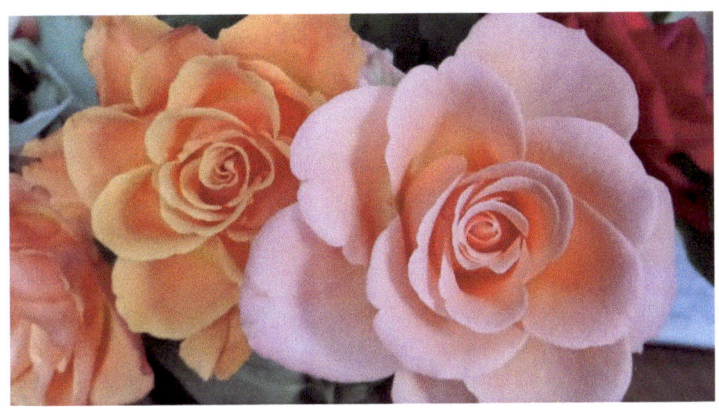

Mache dir bewusst, dass die Zeit die du mit deinen Lieben hast,
sehr kostbar und einzigartig ist.
Sag den Menschen, die euch wichtig sind nicht nur
an besonderen Tagen
wie sehr ihr sie liebt und schätzt.
Jeder Mensch, ob groß oder klein
freut sich über ein liebes Wort
oder eine Umarmung.
Denke immer daran unsere Zeit hier auf Erden ist sehr begrenzt
und verschiebe nichts auf morgen,
was du hättest heute sagen können.

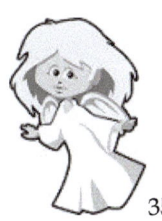

Wir brauchen Zeit

Zeit zum Entstehen,

Zeit zum Wachsen,

Zeit zum Lernen.

Wir brauchen Zeit zum Spielen, und um erwachsen zu werden,

und wir brauchen Zeit uns selber zu finden.

Wir brauchen Zeit um das Leben zu verstehen,

und wir brauchen Zeit mit Freud und Leid umgehen zu können.

Wir brauchen für alles Zeit, doch oft fehlt uns gerade diese,

denn sie wartet nicht auf uns, sie läuft und läuft,

immer im selber Rhythmus.

Das Einzige was sich ändert sind wir,

und nur wir können bestimmen wie wir uns unsere Zeit einteilen.

Deswegen sollten wir ganz behutsam mit ihr umgehen,

denn sie ist das Wichtigste was wir haben.

Keine Stunde oder Minute kommt je zurück...

Bestimme du was für dich wichtig ist,

und Teile dir deine Zeit gut ein, denn keiner weiß wieviel wir davon hier auf Erden zu Verfügung haben.

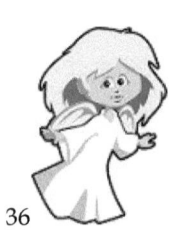

Wenn ich heute so zurück schaue waren es harte Zeiten die mit sehr vielen Emotionen verbunden waren, doch genau dieser Weg war für mich so vorbestimmt.

Genauso musste ich ihn gehen um zu verstehen was meine Aufgabe hier auf Erden ist.

Oft hatte ich das Gefühl ich werfe alles einfach hin, doch dann kam wieder irgendetwas was mich weiter machen ließ, wie ein Schups vom Himmel.

Heute gebe ich liebevolle Beratungen mit den Engelskarten, die nicht nur dem Klienten viel bringen, nein sondern mir auch.

Diese Beratungen sind immer etwas ganz besonderes und etwas sehr persönliches. Die Menschen können sich fallen lassen und all ihr Dinge loswerden die sie bedrücken.

Es hat immer mit ganz vielen Emotionen zu tun, aber am Ende gehen sie gestärkt aus der Sitzung heraus. Ich finde die Nachbetreuung ist auch sehr wichtig, weil die Kunden in ihrer Aufregung schon mal etwas vergessen oder überhören, dann können sie mich immer anrufen und wir gehen die Sitzung noch einmal durch.

Die Engel haben mir so viele Möglichkeiten geboten um mit ihnen zu arbeiten, sei es das Kartenlegen oder das Schreiben und was nun noch dazu gekommen ist, ist das Malen.

Irgendwann war ich mal in der Stadt und habe einen sehr schönen Malkasten gesehen, richtig aus Holz mit Farben und Pinsel und allem was dazu gehört für kleines Geld.

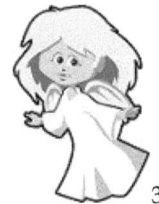

Doch in diesem Moment hatte ich natürlich nicht genug Geld mit und habe mir so gedacht, ach den hole ich später. Aber wie es oft dann auch so ist, habe ich es total vergessen.

Malen konnte ich sowieso nicht, ich habe immer früher Malen nach Zahlen gemacht das fand ich ganz toll. Doch dieser Kasten ließ mich nicht los, meine innere Stimme wurde immer lauter, fang an zu malen.

Aber wie es nun mal so ist, als ich ihn holen wollte war er weg. Also dachte ich mir dann sollte es doch nicht sein. Ich wüsste auch nicht dass ich jemals Michael gegenüber diesen Kasten erwähnt hätte, aber einige Monate später ging er einkaufen und kam nach Hause und rief ich habe dir etwas mitgebracht.

Ich dachte ich schaue nicht richtig, da auf dem Küchentisch stand ein Malkasten, fast genauso wie den ich mir kaufen wollte.

Für einen Moment war ich wirklich sprachlos, wie konnte das sein? Das ausgerecht nun so eine Kasten in meiner Küche stand, sollte ich wohl doch malen, war es so vorbestimmt? Also fing ich an zu experimentieren, doch es klappte nicht, ich konnte einfach nicht malen.

Ich war schon wieder kurz vorm aufgeben, als ich mit meinem Hund an einem Nachmittag spazieren ging, auf einmal sah ich in einem Schaufenster Bilder stehen und ein Zettel hing an der Scheibe. Dort stand eine Adresse mit Telefonnummer, die Künstlerin warb für Malkurse.

Natürlich habe ich mir alles notiert und als ich wieder zu Hause war rief ich bei ihr an. Wir verstanden uns sofort, und es stellte sich heraus das sie in dem gleichen Ort wohnte ca. 10 Minuten von mir entfernt.

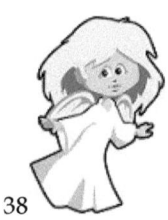

Wir plauderten etwas und ich habe mich dann für die nächste Stunde angemeldet. Von da an bin ich natürlich regelmäßig dort hin gegangen und ich habe sehr viel gelernt und meine innere Stimme gab endlich Ruhe, weil ich ihr gefolgt war.

Ich habe in den letzten Jahren für mich selber heraus gefunden, immer wenn etwas für mich wichtig war, habe ich eine innere Stimme die nicht ehe aufhört bevor ich ihr gefolgt bin, oder ich werde immer wieder mit Dingen konfrontiert die für mich wichtig sind.

Die Engel zeigen mir meinen Weg, sei er auch manchmal noch so steinig, aber solange ich das Vertrauen zu ihnen und zu mir nicht verliere kann mir nichts geschehen.

So ist es bei jedem von uns wenn wir mehr auf unsere innere Stimme hören und Vertrauen haben, dann werden wir unseren Weg finden, davon bin ich fest überzeugt.

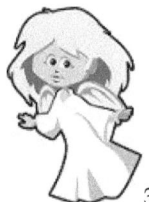

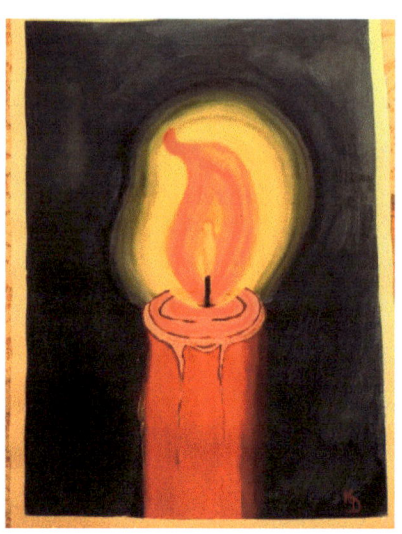

Es gibt Tage voller Zweifel

Zweifel an sich und allem was man tut.

Plötzlich stellt man alles in Frage

und möchte alles am liebsten hinwerfen.

Doch plötzlich ist es wie eine innere Stimme die sagt...

Gehe weiter, das ist dein Weg und du wirst sehen alles wird gut.

Höre auf zu zweifeln, stehe auf und gehe weiter, du bist beschützt.

Dann zögere nicht, denn es ist deine Bestimmung,

habe Mut und Vertrauen und du wirst sehen alles wird gut!

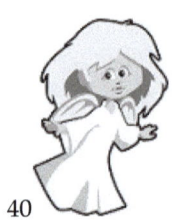

Ein Engel ist gekommen um dich zu begleiten,
um dich zu leiten!
Er sieht deinen Kummer,
er sieht deinen Schmerz.
Ganz behutsam legt er seine Schwingen um dich.
Dein Engel schenkt dir neue Kraft und neuen Mut
und du spürst wie gut dir das tut.
Du schreitest dann gestärkt voran,
umgeben von viel Liebe und Licht.
Du strahlst heller wie ein Stern
und genauso soll es sein,
denn du bist nie allein!

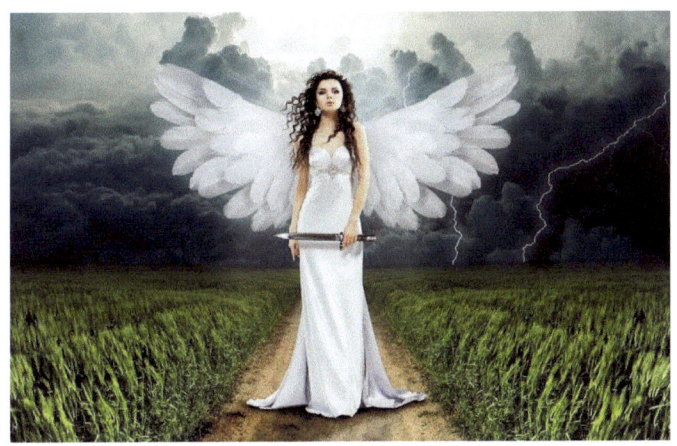

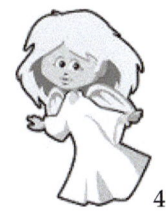

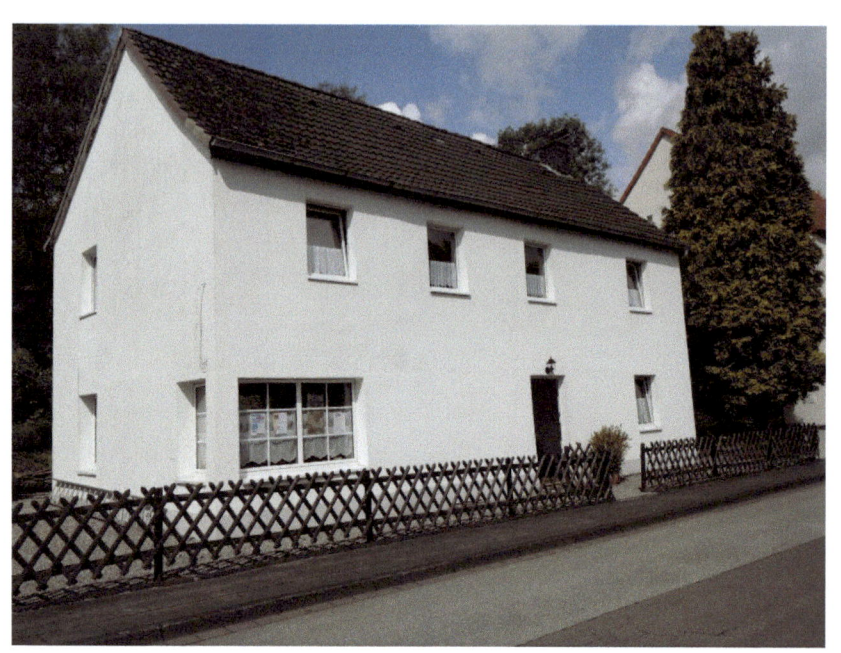
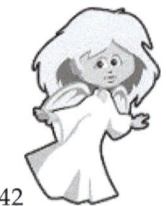

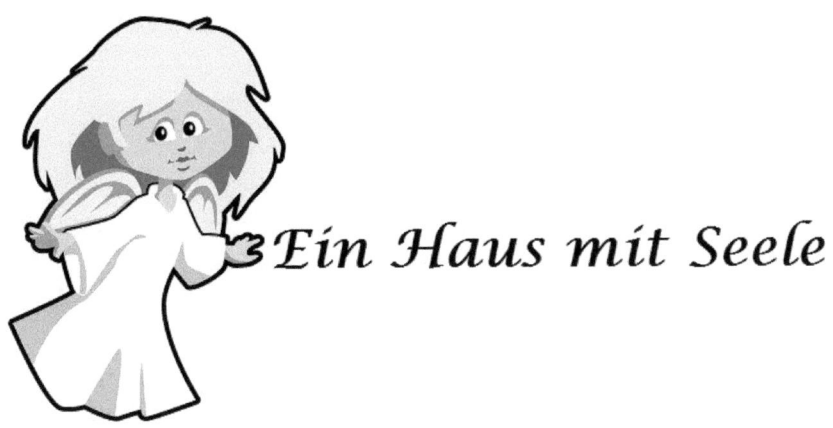

Ein Haus mit Seele

Da meine Großeltern damals im Krieg alles verloren hatten, bekamen sie im Jahre 1942 ein Angebot ein kleines Haus in Dahl zu kaufen.

Da mein Opa nicht gesund war und meine Mama noch ganz klein, nahmen sie natürlich die Gelegenheit wahr um endlich zur Ruhe zu kommen. Also machten sie sich auf dem Weg in das Haus und versuchten es sich gemütlich zu machen.

Seit dieser Zeit ist das Haus in unserem Familienbesitz. Meine Oma pflegte meinen Opa 20 Jahre, er hatte Multiple Sklerose (MS). Da die Krankheit zur der damaligen Zeit noch nicht so bekannt war, erkannte man die Krankheit zu spät.

Nebenbei musste sie sich um das Haus und meine Mama kümmern. Es waren keine einfachen Jahre für meine Oma. Wenn es sprechen könnte hätte es viel zu erzählen über Glück und über Leid. Dort haben meine Mama und meine Oma ihr ganzes Leben verbracht und ich bin dort ebenfalls aufgewachsen.

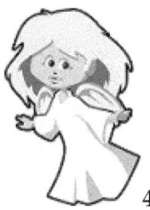

In unserem Haus haben wir wunderschöne Zeiten erlebt. Ich kann mich noch genau an den Geruch erinnern, wenn meine Oma freitags Kuchen backte, und am Sonntag die ganze Familie zum Kaffee kam.

Wir Kinder spielten dann im Garten und die Erwachsenen amüsierten sich bei Kaffee und Kuchen. Wie schnell doch die Jahre vergangen sind. Auch Später als ich erwachsen war und mit meinem Partner ein eigenes Haus hatte, fuhr ich jeden zweiten Tag nach Dahl zu meinen beiden um mit ihnen Kaffee zu trinken, es war für uns eine Art Ritual.

Als ich dann nicht mehr arbeitete, waren meine Mama und ich noch mehr zusammen. Wir gingen mit den Hunden spazieren und unternahmen viel.

Wie ich in den voran gegangenen Kapiteln schon erzählt habe, änderte sich im Jahre 2009 alles. Nicht genug dass die Beiden verstorben waren, nein nun hatte ich auch noch das Haus dazu bekommen.

Natürlich war es klar für uns das wir es verkaufen wollten und auch mussten. Zwei Häuser unterhalten das wäre nicht gegangen und vermieten das wollte und konnte ich nicht. Ich konnte und wollte mir nicht vorstellen dass jemand anders in dem Haus leben würde und wenn dann irgendetwas wäre müsste ich dort hin.

Nein, wenn dann musste es ganz weg, doch zuerst musste es renoviert werden, doch wer kennt das nicht, wenn man einmal anfängt kommen immer mehr Schäden zum Vorschein. Also wurde es eine komplette Renovierung und Sanierung des Hauses. Das dauerte ca. 2 Jahre.

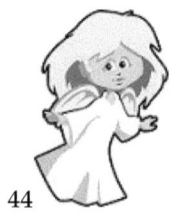

Aber dann war es endlich soweit, es war fertig und ich fing an Anzeigen zu schalten. Es kamen auch sehr viele und sahen sich das Haus an, doch jeder hatte irgendetwas zu bemängeln.

Klar die meisten wollten den Preis drücken, doch drauf zahlen wollten wir ja auch nicht. Was nun folgte war eine Odyssee von Besichtigungen und Absagen immer wieder und wieder.

Das alles regte mich innerlich so auf das ich vor jeder Besichtigung von der Toilette nicht mehr runter kam. Ich wurde von Krämpfen geschüttelt, aber sobald die Leute wieder weg waren, war es vorbei. Nachts lag ich im Bett und bat die Engel darum mir zu helfen, jemanden zu schicken und das endlich alles Mal vorbei wäre.

Eines Nachts träumte ich dann, dass ich mit Mama spazieren gegangen bin und ihr von meinem Kummer erzählt habe. Doch sie meinte nur lächelnd zu mir, reg dich nicht auf, alles wird gut und du wirst weiter in dem Haus ein und ausgehen.

Dann wachte ich auf, ich verstand nicht was sie damit meinte, würde es ein Bekannter kaufen, oder würde man sich mit den neuen Besitzern anfreunden.

Ich hatte keine Ahnung was das bedeuten sollte.

Um nicht mehr selber die Besichtigungen zu machen gab ich es einer Maklerin in die Hand, doch auch die kam nicht weiter. Wir verstanden die Welt nicht mehr, keiner wollte das Haus haben, als ob das Haus keinen akzeptieren würde.

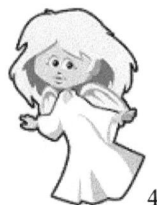

Ich weiß nicht mehr wie viele durch das Haus gegangen sind, ich hatte drei Makler daran und nichts klappte, es war wie verhext.

Anfang 2015 hatte ich so die Nase voll, und schlug meinem Partner vor das ich meine Kartenabende die ich seit Jahren bei uns zu Hause gemacht habe, in das Haus verlegen.

Ich hatte vor einigen Jahren eine Gruppe gegründet für Menschen die an Lenomand und Engelskarten interessiert sind. Mit kleinen medialen und intuitiven Übungen habe ich ihnen das Kartenlegen näher gebracht.

Das fand immer in unserem Wohnzimmer statt.

Da ich doch immer nach Dahl musste um zu schauen ob im Haus alles in Ordnung war, könnte ich ja auch das Angenehme mit dem nützlichen verbinden.

Doch dann kam das nächste Problem ich hatte keine Stühle und keinen Tisch, dass Haus war ja leer. Also versuchte ich einen gebrauchten Tisch und Stühle zu bekommen.

Aber was dann geschah kann ich nicht erklären, es wurde auf einmal zu einem Selbstläufer, innerhalb von drei Wochen hatte ich die schönsten Möbel für kleines Geld bekommen, als ob man sie mir vor die Tür gestellt hätte.

Als ob das Haus nur darauf gewartet hättet das ich ihm wieder Leben einhauche. Dann erklärten sich Leute bereit dort etwas anzubieten wie Malabende oder ähnliches, ich war einfach nur überwältigt.

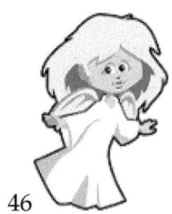

Dann habe ich am 31.05.2015 einen Tag der offenen Tür veranstaltet und was soll ich sagen, es war ein super Erfolg.

Mein Lieben in der geistigen Welt und die Engel haben mir meinen Traum erfüllt, sie wussten genau wie sehr es mir weh tat mich von dem Haus zu trennen und sie waren es die gemeinsam mir diesen Traum ermöglicht haben.

Es hat natürlich gedauert bis es sich rum gesprochen hatte, vor allem in so einem kleinen Ort wie Dahl. Ich dachte da ich ja dort groß geworden bin hätte ich es leichter gehabt, aber genau das Gegenteil war der Fall.

Sie haben es mir nicht leicht gemacht, doch nun nach fast einem Jahr kann ich sagen, ich habe es geschafft.

Die Leute haben mich und meine Arbeit akzeptiert und werden sogar langsam neugierig darauf und tasten sich langsam vor.

Heute würde ich sagen, so wie es jetzt ist wäre es auch im Sinne meiner Lieben und selbst das Haus sieht wieder glücklich aus, als würde es leise lächeln.

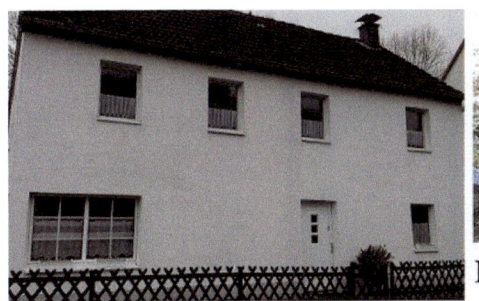
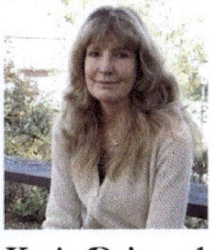

Katja Driemel

Katjas Haus der Begegnung

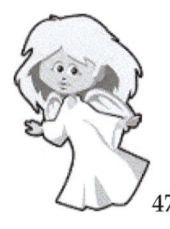

Trotzdem lässt mein Haus nicht jeden rein, es ist als ob es auf mich aufpassen würde wer gut für mich ist und wer nicht.

Die Malerin die im Haus Unterricht gab war zwar sehr lieb und nett aber sie war auch sehr auf ihr Vorteil bedacht. Alle 14 Tage Mittwochs gab sie zwei Stunden Unterricht, und immer öfter druckste sie rum, ach ja das wäre eigentlich zu viel Aufwand für sie und sie wüsste auch nicht... Bis kurz vor Weihnachten, da kam sie und sagte vor versammelter Mannschaft, dass sie nicht mehr kommen würde, aber wir können ja zu ihr nach Hause kommen und dort weiter malen. Das wäre für sie angenehmer.

Ich konnte nichts sagen, ich war einfach total geschockt, zumal wir einen Abend vorher telefoniert hatten und da hat sie nichts gesagt.

Nun gut, ich musste mir ihrer Entscheidung leben aber den Gefallen tat ich ihr nicht aufzugeben, nein ganz bestimmt nicht.

Also lag ich am Abend wieder fix und fertig im Bett und überlegte wo ich eine neue Malerin her bekommen könnte. Da aber es kurz vor Weihnachten war, hatte ich mir vorgenommen erst nach den Feiertagen etwas zu unternehmen.

Einige Nächte später träumte ich, dass eine Dame in dem Haus weiter Malabende anbieten würde und dass es total super angenommen würde, dass ganz viele Leute kommen würden.

Morgens erzählte ich das dann Michael, er sagte nicht viel dazu, er wollte mich nicht enttäuschen. Doch was dann geschah kann ich selber noch nicht glauben.

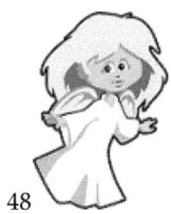

Am 1.Weihnachtstag waren wir bei meinen Schwiegereltern zu essen, als wir dann nach Hause kamen schaute ich mal meine E-Mail nach und dann schaute ich bei Facebook rein. Dort ließ ich dann eine Dame war auf meiner Engelsseite und schrieb mir, dass sie ihr gefallen würde, als ich dann mir ihr Profil anschaute dachte ich, ich würde träumen. Sie wohnt nur eine Ortschaft weiter hinter Dahl und ist Malerin und sei da nicht genug sie malt Engelsbilder.

Ich dachte ich fall vom Hocker, ich musste nicht lange überlegen, ich habe ihr einfach geschrieben und ihr meine Situation erklärt.

Dass ich jemanden suche der uns beim Malen etwas unterstütz, mehr wie nein sagen konnte sie ja nicht.

Das Gegenteil war der Fall, sie hat sofort zurück geschrieben das sie sich dafür interessieren würde und ob wir uns mal treffen könnten. Das taten wir dann sofort nach den Feiertagen.

Wir sahen uns und sofort stimmte die Chemie zwischen uns, und es ist genauso eingetreten wie ich es geträumt hatte, es kommen immer mehr Menschen in mein Haus.

Heute biete ich Kartenabende für Anfänger und Fortgeschrittenen an, Engelsabend und Meditationsabende und Iris biete den Malkurs an.

So haben auch dieses Mal die Engel dafür gesorgt dass es weiter geht.

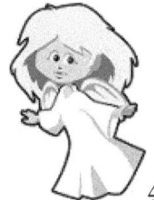

Keiner kann sagen für wie lange, aber im Moment fühle ich mich seit langem wieder glücklich und zufrieden, denn ich habe das große Glück das zu tun was ich von ganzen Herzen liebe.

Wer weiß und wenn mein Häuschen vielleicht irgendwann mal jemanden anderen bei sich haben möchte, dann wird es dafür sorgen dass es auch so geschehen wird.

Ich weiß dass meine Geschichte nichts Besonderes ist, aber ich möchte die Menschen dazu ermutigen mehr auf ihre innere Stimme und ihr Herz zu hören.

Denn jeder von uns wird von den Engeln begleitet man muss sich nur für sie öffnen, und dann können Träume wahr werden.

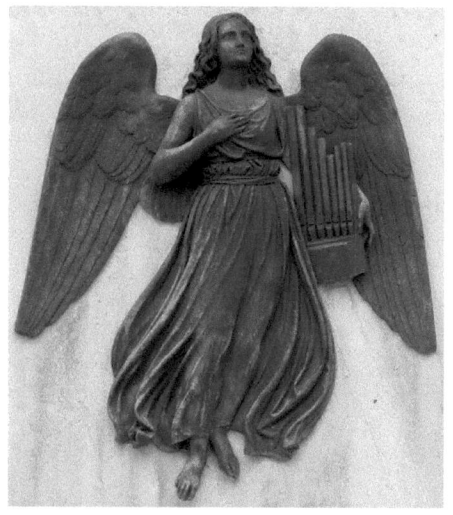

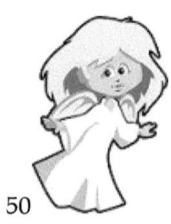

Manchmal erfordert es viel Zeit und Geduld

seine Träume zu verwirklichen.

Manchmal möchte man auch einfach

alles nur hin werfen und aufgeben,

doch dann denkt man sich wieder, jetzt erst recht.

Es ist ein Wechselbad der Gefühle und man sucht immer nach neuen Ideen und Anregungen und wenn man dann meint man hat es geschafft passiert wieder etwas unvorhergesehenes und man fängt wieder von vorne an.

Am Ziel wird man vielleicht nie wirklich ankommen,

aber man kommt ihm immer ein Stück näher,

und sollte es vielleicht einmal überhaupt nicht so klappen wie man es sich gewünscht hat, dann kann man wenigstens sagen,

ich habe es versucht und mein Bestes gegeben.

Aber aufgeben darf und sollte man niemals,

denn dann gibt man auch sich und seine Träume auf

und was bleibt dann noch übrig?

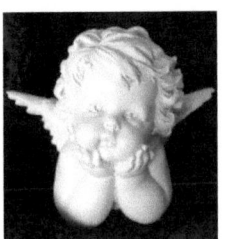

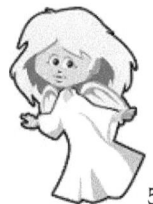

Buchtipps

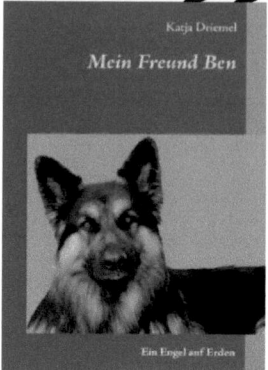

ISBN-13: 978-3735-7911-0-8
Autorin: Katja Driemel
Verlag: Books on Demand

Der Autorin Katja Driemel ist es gelungen, ein kleines Büchlein über eine wundervolle Tierfreundschaft zu schreiben. Die Geschichte ist herzrührend und außergewöhnlich. Machen Sie sich selbst ein Bild von dieser schönen Geschichte „Mein Freund Ben" und einer wunderbaren Autorin „Katja Driemel", die mit ihrem Erstlingswerk eine Brücke zwischen Menschen und Tieren bauen möchte.

Was gibt es Größeres, als Gefühle nicht nur zu beschreiben, sondern beim Leser zu erzeugen? Und das gelingt der Autorin sehr gut. Mit natürlichen Dialogen, liebevollen Beschreibungen der Protagonisten, schafft es Katja Driemel, dem Leser die Seele einzubalsamieren. Manchmal haben Engel keine Flügel. Sie sind pelzig, kuschelig und verdammt real.

Buchbeschreibung: Manchmal haben Engel keine Flügel. Sie sind pelzig, kuschelig und verdammt real. Sie nehmen an deinem Leben teil ohne das du dir bewusst bist wer sie sind und was sie wollen. Oft bemerken wir gar nicht dass es ein Engel ist. Wir werden uns erst später bewusst, wie sie dein Leben beeinflusst und um vieles bereichert haben. Genauso ist es mir passiert, und davon handelt dieses Buch. Dies ist meine ganz persönliche Geschichte mit meinem vierbeinigen Engel.

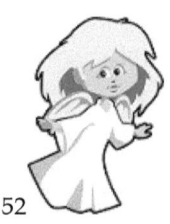

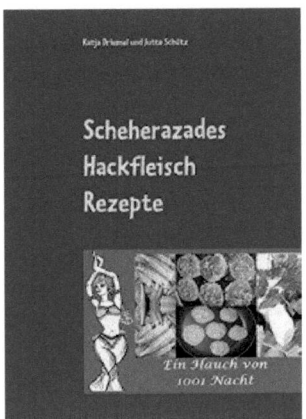

ISBN-10: 3738603697 und 13: 978-3738603699
Autorin: Katja Driemel & Jutta Schütz
Verlag: Books on Demand

Mit ihren Gerüchen von Safran, Cayennepfeffer, Zimt, Kurkuma und Koriander ist die orientalische Küche ein wahres Feuerwerk für unsere Sinne.
Auch hier in Deutschland hat die orientalische Küche viele Anhänger gefunden. Die große Vielzahl an unterschiedlichen Gewürzen und Geschmacksrichtungen sorgt für große Abwechslung auf dem Speiseplan. Viele verschiedene Autoren beteiligen sich nacheinander an diesem Großprojekt, die auf einer Idee von der bekannten Autorin Jutta Schütz basiert. In der Einleitung erzählt die Autorin Schütz (in jedem Buch zu finden) kurz die Geschichte von Scheherazade. Sie basiert auf einer alten persischen Märchensammlung mit dem Namen Hezâr Afsâna, Tausend Mythen. Anschließend kommen die Rezepte des Autors. http://www.jutta-schuetz-autorin.de/

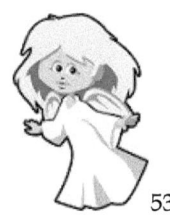

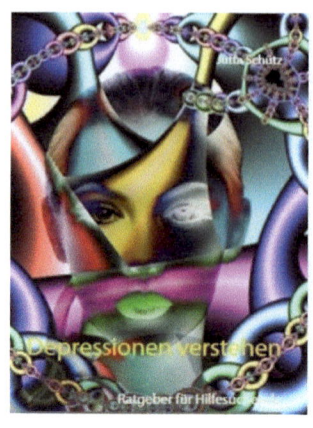

Depressionen verstehen
Ratgeber für Hilfesuchende

Autorin: Jutta Schütz
Verlag: Books on Demand
ISBN 978-3-7392-2016-1
144 Seiten – Paperback - € 8,99

Alle Bücher sind auch als E-Book käuflich auf dem download-Portal von itunes.apple.com, verfügbar, sowie auch auf dem iPhone, iPad oder iPod touch. Überall im Handel erhältlich (auch in den USA, Kanada und Australien).

Depressionen sind keinesfalls ein Zeichen persönlichen Versagens oder Schwäche, sondern eine episodische Erkrankung und können viele Ursachen haben. Bei einer Depression liegen Störungen in Bezug auf Botenstoffe im Gehirn vor und niemand, der unter Depressionen leidet, braucht sich schuldig zu fühlen. Die Gefahr von Suizidversuchen ist groß.
Eine Depression kann jeden treffen, unabhängig von Alter, Geschlecht und sozialem Status. Frauen sind etwa doppelt so häufig wie Männer betroffen. Wir ALLE kennen Phasen unseres Lebens, in denen wir traurig, unglücklich oder einsam sind. Dauert eine traurige Phase aber über Wochen an, könnte bereits eine Depression vorliegen. Fast alle Patienten mit schweren Depressionen haben Selbsttötungsgedanken. In Deutschland gibt es zirka 5 Millionen Menschen, die an Depressionen erkrankt sind. Für das Jahr 2020 schätzen Experten eine tendenzielle Steigerung. Somit liegt die DEPRESSION an 4. Stelle der wichtigsten Erkrankungen. Im Lebensalter zwischen 25 und 45 Jahren werden Depressionen gehäuft diagnostiziert.

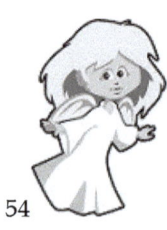

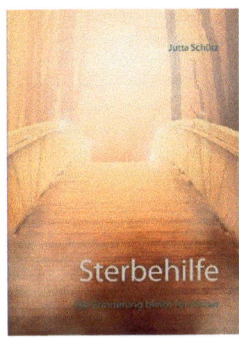

Sterbehilfe - Die Erinnerung bleibt für immer
Autorin: Jutta Schütz
Verlag: Books on Demand;
Auflage: 1 (12. November 2015)
Sprache: Deutsch
ISBN-10: 3739208295
und
ISBN-13: 978-3739208299

Die Werthaltungen, Wünsche und Bedürfnisse schwerkranker und sterbender Menschen sind aber sehr unterschiedlich. Wenn ein Mensch unheilbar krank ist und unter großen Schmerzen leidet, ist bei dem Betroffenen oder seinen Angehörigen der Gedanke an Sterbehilfe oft nicht mehr sehr weit weg. Allerdings gibt es neben Argumenten für das DAFÜR auch Argumente für das DAGEGEN. Und auch rechtlich gesehen ist die aktive Sterbehilfe in Deutschland anders geregelt als in anderen Ländern. Mit der sogenannten Patientenverfügung, die im Jahr 2009 in Deutschland eingeführt wurde, kann der Patient zumindest teilweise frei über sein Lebensende entscheiden.

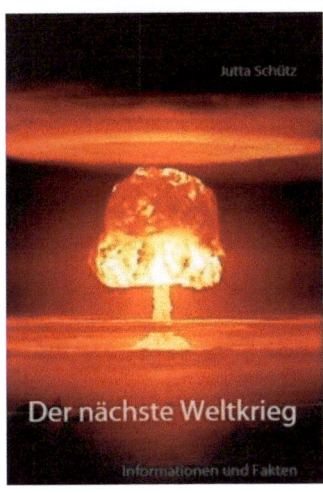

**Der nächste Weltkrieg
Informationen und Fakten**
Autor: Jutta Schütz
Verlag: Books on Demand
ISBN 978-3-7392-3711-4
Paperback - 72 Seiten - € 6,99

Steht UNS ein dritter Weltkrieg „ein asymmetrischer Konflikt ohne Grenzen " bevor? Dieser Krieg würde Dimensionen annehmen, die noch über den globalen Charakter konventioneller Kriege hinausreichen würden.

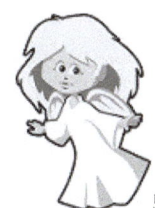

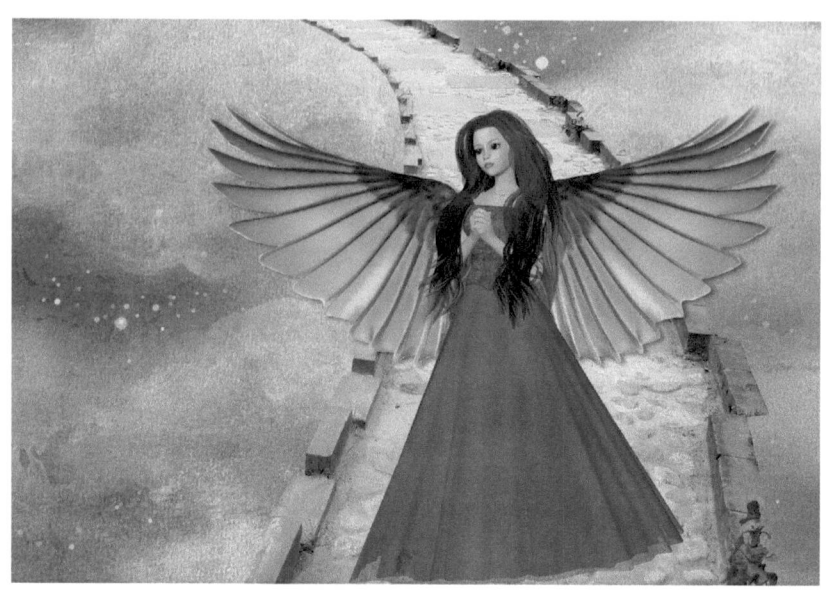